Jules Rochard

La Tuberculose et les doctrines contemporaines

Science

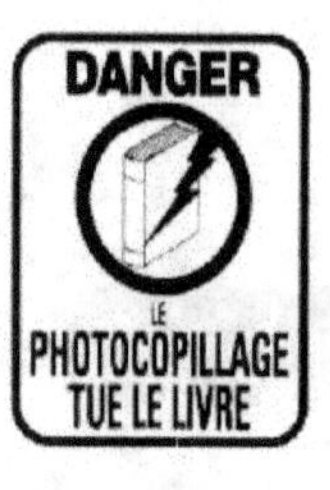

ISBN : 978-1721528554

10 9 8 7 6 5 4 3 2 1

Jules Rochard

La Tuberculose et les doctrines contemporaines

Science

Table de Matières

Introduction

L'émotion que la découverte du professeur Koch, de Berlin, a produite il y a six mois, a fixé l'attention du monde entier sur la tuberculose. Jamais fait scientifique n'avait eu un pareil retentissement, n'avait soulevé un pareil enthousiasme. Ce bruit est maintenant apaisé et, de toutes les espérances qu'il avait fait naître, il n'est resté qu'une grande désillusion pour les médecins et un grand désarroi dans l'esprit des gens du monde. A l'inquiétude que cette inexorable maladie a toujours inspirée, est venue se joindre une crainte vague produite par l'idée de la contagion, une défiance douloureuse, une sorte de perplexité.

Les gens qui ne s'occupent guère d'habitude des choses de la médecine ont eu l'attention forcée par tout le bruit qui s'est fait dans la presse. On a agité devant eux des questions trop spéciales pour être bien comprises, trop graves pour ne pas inquiéter l'opinion. Il est donc nécessaire de répandre un peu de lumière sur ce problème, puisqu'il a été imprudemment soulevé et de mettre les choses au point, en montrant ce qu'il y a de fondé dans les appréhensions du public et ce qui est le fait de l'exagération, en indiquant les précautions qu'il est sage de prendre et celle dont il est puéril de s'entourer. Tel est l'objet de cette étude.

Section I

De toutes les maladies auxquelles l'espèce humaine est exposée, la tuberculose est celle qui fait le plus de victimes. Elle est plus meurtrière à elle seule que toutes les maladies épidémiques réunies. Les fléaux les plus redoutés passent sur les peuples comme des torrents, les déciment et se retirent ensuite comme ils sont venus ; la tuberculose au contraire ne laisse pas de répit aux populations et prélève sur elles, chaque année, son implacable tribut. Elle entre pour un sixième dans la mortalité du globe et pour un cinquième dans celle de Paris. Sur 506,034 décès qu'on y a enregistrés du 1ᵉʳ janvier 1880 au 31 décembre 1887, c'est-à-dire pendant huit ans, la tuberculose en a causé 96,581 (19 pour 100).

On estime à 150,000 le nombre des victimes qu'elle fait chaque

année en France. C'est un véritable fléau social parce qu'elle s'adresse
à la jeunesse. Elle prend les sujets des deux sexes, au moment où,
après avoir été une charge pour la société, ils vont lui devenir utiles
et lui rendre ce qu'ils lui ont coûté ; elle les fait mourir lentement,
après de longues années de souffrances et d'inactivité, après qu'ils
ont épuisé les ressources de leurs familles.

C'est assurément une considération bien accessoire que celle
de l'argent, lorsqu'on la met en parallèle avec tous les chagrins
que causent ces morts prématurées, avec les espérances qu'elles
brisent ; il semble presque cruel de supputer ce que peuvent coûter
au pays toutes ces existences moissonnées dans la fleur de leur
jeunesse. C'est cependant une question dont l'hygiène sociale ne
peut pas se désintéresser. J'ai calculé qu'en frais de traitement et de
journées de travail perdues, en tenant compte du capital représenté
par ces 150,000 victimes arrivées au moment productif de la vie,
la tuberculose coûtait chaque année à la France, plus d'un demi-
milliard de francs.

Elle sévit sous toutes les latitudes, à toutes les époques de l'année,
dans toutes les classes de la société. Bien qu'elle soit regardée, à
juste titre, comme une maladie de misère, que son évolution soit
favorisée par toutes les causes qui appauvrissent l'économie, aucune
famille n'en est à l'abri, aucun genre de vie n'en préserve à coup
sûr. La force de la constitution elle-même n'est pas une garantie
certaine. La race anglaise est assurément l'une des plus belles du
globe. Les rameaux les plus vigoureux du Nord de l'Europe se
sont réunis pour la constituer. Le sang des Angles, des Saxons, des
Normands est venu tour à tour se mêler à celui des Cambriens
et des Pictes, pour former cette puissante race. Elle n'a certes pas
dégénéré, sa prospérité n'a fait que s'accroître et pourtant elle paie
à la tuberculose un tribut plus lourd que les autres. C'est le fléau
des plus nobles familles de l'aristocratie anglaise ; elle les poursuit
sur toutes les routes du globe et les atteint dans tous leurs refuges.

Les grandes maladies populaires ont reculé de tout temps devant
les progrès de la civilisation. Elle a fait disparaître les fléaux du
moyen âge dont le nom seul suffisait pour terrifier les populations.
Ceux qui nous restent vont en s'atténuant et la tuberculose aurait
fait comme eux si la misère et les mauvaises conditions hygiéniques
en avaient été les principales causes. C'est le contraire que nous

constatons. Elle va s'aggravant partout, comme le prouvent les statistiques, elle élargit son domaine avec l'extension des relations internationales.

Les Européens la transportent avec eux dans toutes leurs migrations. C'est ainsi qu'elle a pénétré dans l'Amérique du Nord, qu'elle s'est implantée à la Terre de Feu et dans l'Océanie.

La phtisie était inconnue à la Terre de Feu avant l'arrivée des Anglais. Fitz-Roy et Darwin, qui ont fait de la population de ces pays une étude si complète, n'auraient pas manqué de la signaler, si elle avait existé à cette époque. Elle est apparue depuis la fondation de la mission anglaise d'Ouchonaya, et règne en tout temps dans cet établissement. En 1882, elle y a pris les proportions d'une épidémie et enlevé 14 enfants de l'Orphelinat sur 25 qui s'y trouvaient. C'est bien la pthisie tuberculeuse qui règne sous ces latitudes, car le professeur Cornil a constaté l'existence du bacille caractéristique, sur un fragment de poumon provenant d'une jeune fille du pays morte de tuberculose et rapporté par le docteur Hyades, membre de la mission du cap Horn.

La maladie ne s'observe que chez les Fuégiens qui vivent à l'européenne, chaudement vêtus et dans des cabanes bien closes. Ceux qui ont conservé leurs habitudes, qui passent les jours et les nuits en plein air, ou sous des huttes qui ne ferment pas, qui sont à peine vêtus et parcourent les plages en cherchant leur nourriture, ceux-là ne connaissent pas la tuberculose et, lorsqu'ils en ont contracté le germe en changeant d'existence, ils recouvrent la santé en revenant à leurs mœurs primitives.

La phtisie dépeuple les archipels polynésiens, depuis que les navires de Cook et de Bougainville y ont abordé. Elle décime les populations indigènes de la Nouvelle-Calédonie, de l'Australie et de la Nouvelle-Zélande. Nos possessions ont subi le sort commun. Taïti, la reine du Pacifique, comptait 80,000 habitants en 1768, lorsque Bougainville y arriva, elle n'en a plus que 9,194. Les Marquises en avaient 20,000 à la même époque, il ne leur en reste plus que 5,776 aujourd'hui. Pendant longtemps, on a mis cette dépopulation sur le compte de la syphilis, de l'alcool, du changement de vie, des vices transmis par les Européens ; mais aujourd'hui, on sait, à n'en pas douter, qu'elle est l'œuvre de la tuberculose pulmonaire.

Sous ce climat enchanteur de l'Océan-Pacifique, dans ces îles fortunées où la température est si douce, le ciel si lumineux, l'atmosphère si pure et si salubre, l'admirable race des Canaques va s'éteignant depuis qu'elle a subi notre contact. La phtisie y marche avec une effrayante rapidité et parcourt ses phases en quelques mois. Il suffit d'un an pour faire disparaître la population de villages entiers. Lorsque la maladie se met dans l'un d'entre eux, on trouve dans toutes les cases, des familles en proie à une toux convulsive, des jeunes filles abandonnées par leurs parents et dans un état d'amaigrissement qui fait peine à voir. C'est alors que l'insouciance de ces populations apparaît dans toute sa naïveté. Les malades connaissent le sort qui les attend ; ils savent qu'ils vont mourir ; mais ils ne font rien pour prolonger leur existence. Étendus sur des nattes, dans un état de nudité presque complète, exposés aux courants d'air et à la fraîcheur des nuits, ils attendent la mort en écoutant les cantiques qu'on chante auprès d'eux.

Cette influence d'une race sur l'autre a été longtemps inexplicable ; nous en connaissons aujourd'hui le secret. C'est là le grand pas qu'a franchi de nos jours l'histoire de la tuberculose et qui a donné à son étude un élan qui se poursuit avec une ardeur sans égale. En voyant la pthisie continuer ses ravages, à travers les siècles, avec une intensité qui ne s'affaiblissait pas, les populations avaient fini par s'habituer à lui payer son tribut, sans espoir de s'y soustraire un jour. Cette résignation apparaît dans les livres de tous les médecins qui nous ont précédés. Les conseils qu'ils donnent sont empreints de cette désespérance que les désillusions répétées laissent après elles. Nous sommes, sous ce rapport, moins à plaindre que nos devanciers. Une espérance commence à poindre. C'est peu de chose encore ; mais ce rayon suffit pour éclairer la route et pour encourager les chercheurs.

C'est aux découvertes scientifiques de la période contemporaine que nous devons cette lumière. Elles nous ont fait connaître la cause et la nature de la tuberculose ; elles nous ont appris qu'elle est transmissible et qu'elle est le produit d'un microbe ; or, nous possédons les moyens de détruire ces organismes élémentaires et s'il est encore téméraire de prétendre à les atteindre au sein de l'organisme dans lequel ils se sont implantés, nous pouvons du moins les détruire quand ils en sont sortis et les empêcher, dans une certaine mesure, de se répandre et de se multiplier.

La contagiosité de la tuberculose n'est pas une idée nouvelle ; ce qui est nouveau, c'est sa démonstration expérimentale et son explication. Les anciens l'avaient pressentie avec ce tact médical qui leur tenait lieu de science. Galien estimait qu'il est dangereux de passer une journée entière dans la compagnie d'un phtisique et Morgagni ne dissimulait pas l'appréhension que lui faisait éprouver l'autopsie d'un tuberculeux. Van Swieten, Morton, Frank, Hufeland admettaient la contagion. Cette croyance était partagée par les populations et elle existe encore dans le midi de l'Europe. En Espagne, en Italie, on brûle les objets de literie des poitrinaires et on prend, à leur égard, les mesures de précaution les plus rigoureuses.

George Sand nous a laissé, dans sa *Correspondance*, le récit de tous les ennuis qu'elle eut à subir, en Espagne, dans le voyage qu'elle y fit en 1839, en compagnie de Chopin. Il était atteint, dès cette époque, de la phtisie qui devait l'enlever dix ans plus tard, et il venait de s'établir à Mayorque, avec George Sand, à laquelle je laisse la parole, espérant que le charme de son style relèvera quelque peu l'aridité de ces détails techniques : « Au bout d'un mois, écrit-elle, le pauvre Chopin qui, depuis Paris, allait toujours toussant, tomba plus malade et nous fîmes appeler un médecin, deux médecins, trois médecins, tous plus ânes les uns que les autres, et qui allèrent répandre, dans l'île, la nouvelle que le malade était poitrinaire au dernier degré. Sur ce, grande épouvante ! La phtisie est rare dans ces climats et passe pour contagieuse. Joignez à cela la lâcheté, l'égoïsme et la mauvaise foi des habitants. Nous fûmes regardés comme des pestiférés et de plus comme des païens, car nous n'allions pas à la messe. Le propriétaire de la petite maison que nous avions louée nous mit brutalement à la porte et voulut nous intenter un procès, pour nous forcer à recrépir sa maison infectée par la contagion. La jurisprudence indigène nous eût plumés comme des poulets. » Les malheureux voyageurs se réfugièrent à Barcelone, mais là, leurs tribulations recommencèrent. Il leur fallut déguerpir encore et, lorsqu'ils quittèrent l'auberge dans laquelle ils étaient descendus, l'hôte voulut leur faire payer le lit où Chopin avait couché, sous prétexte qu'il était infecté et que la police lui ordonnait de le brûler.

On n'était pas aussi intraitable en Italie, et cependant, à l'époque où George Sand et son infortuné compagnon de voyage étaient rançonnés par les hôteliers de Mayorque et de Barcelone, les lois de police, édictées en 1782 contre les phtisiques, étaient encore en vigueur dans le royaume de Naples. Elles faisaient aux médecins une obligation de dénoncer leurs malades, sous peine d'être condamnés à une amende de 100 ducats et à dix ans de bannissement en cas de récidive. Les pauvres, une fois leur maladie constatée, devaient être conduits d'autorité à l'hôpital. Il fallait détruire le linge et les vêtements des phtisiques. Il y allait de la prison, et même des galères, pour ceux qui tentaient de les conserver. L'autorité avait charge de désinfecter les chambres des malades en brûlant les portes et les fenêtres et en renouvelant le mobilier. La maison dans laquelle mourait un poitrinaire était mise à l'index et le propriétaire se trouvait ruiné.

Ces prescriptions étaient la reproduction presque textuelle de celles qu'on avait édictées contre la peste, à l'époque de ses grandes invasions, et elles ont été exécutées à Naples, dans toute leur rigueur, jusqu'en 1848.

En France, nous n'avons jamais rien connu de semblable. Quelques esprits supérieurs, comme Laënnec et Andral, avaient bien émis quelques doutes au sujet de la contagion des affections tuberculeuses ; mais personne n'y songeait plus, lorsque le docteur Villemin eut assez d'indépendance d'esprit pour reprendre la question en la plaçant sur son véritable terrain, et assez de talent pour transformer une superstition populaire en vérité démontrée.

Sa découverte causa plus d'étonnement que d'admiration. Le jour où il vint annoncer à l'Académie de médecine qu'il était parvenu à inoculer la tuberculose à des lapins, sa communication fut écoutée en silence et aucune discussion ne s'ensuivit. Il n'en fut pas de même dans le monde des laboratoires. Chacun s'y mit à l'œuvre, en France comme à l'étranger ; mais les résultats qu'obtinrent les expérimentateurs présentèrent des divergences trop grandes pour lever tous les doutes. On n'était pas encore, à cette époque, suffisamment familiarisé avec ce genre de recherches, et la technique des inoculations n'avait pas atteint le degré d'exactitude qu'elle présente aujourd'hui.

Cependant les esprits étaient fortement ébranlés. Chacun fit appel à ses souvenirs ; on examina les faits cliniques de plus près, et force fut bien de reconnaître que la transmission de la maladie était incontestable dans certains cas. Enfin, la découverte du *bacille* de la tuberculose vint dissiper toutes les hésitations en donnant aux inoculations un degré de certitude qui leur avait manqué jusqu'alors et en expliquant la virulence par la démonstration du micro-organisme qui en est l'agent. C'est au professeur Koch que revient le mérite de l'avoir découvert et de l'avoir rendu visible pour tout le monde à l'aide d'un procédé de coloration particulier. Le 10 avril 1882, lorsqu'il vint annoncer à la Société de physiologie de Berlin qu'il était parvenu à isoler le *bacille* de la tuberculose, qu'il l'avait cultivé, et, qu'à l'aide de ses cultures, il pouvait, à volonté, reproduire la maladie, cette nouvelle fut accueillie avec un enthousiasme bientôt partagé par tous les savants de l'Europe. Le microbe qu'on cherchait avec tant d'ardeur depuis sept ans était enfin découvert et, comme le physiologiste de Berlin, dans son travail magistral, avait indiqué de la manière la plus précise la marche qu'il avait suivie pour le découvrir, chacun put vérifier l'exactitude des faits qu'il avait avancés. On reconnut, comme lui, que ce bacille existe chez tous les tuberculeux, et qu'il est l'élément caractéristique de la maladie. On constata sa présence, non-seulement dans les organes des phtisiques et dans les produits de leur expectoration, mais encore, bien qu'en moindre quantité, dans la plupart des lésions jusqu'alors rapportées à la scrofule. Depuis cette époque, la tuberculose est le sujet dont les physiologistes s'occupent avec le plus d'ardeur. Toutes les sociétés savantes l'ont mis à l'ordre du jour ; des enquêtes ont été ouvertes en Angleterre, en Allemagne, en Italie et en France. A Paris, une association de jeunes médecins s'est formée, à l'appel du docteur Verneuil et sous sa direction, pour se livrer à cette étude spéciale. Elle a son laboratoire et son organe particulier, qui a pris en 1887 le titre de *Bulletin de la phtisie pulmonaire*. Enfin, au mois de juillet 1888, un congrès de médecins et de vétérinaires, ayant pour objet l'étude scientifique de la tuberculose, s'est réuni à Paris sous la présidence de M. Chauveau. Je reviendrai plus tard sur les résolutions qui y ont été votées ; mais il faut auparavant dire quelques mots du micro-organisme dont la découverte a produit tout ce mouvement.

Il est tellement petit, qu'on ne le distingue nettement qu'à la faveur des plus forts grossissements. Il apparaît alors sous la forme d'un bâtonnet très mince, effilé à ses extrémités, et dont la longueur ne dépasse pas le quart du diamètre d'un de ces globules dont chaque goutte de sang renferme une dizaine de millions. Il se reproduit au moyen de spores ovoïdes très petites et très réfringentes. Pour leur donner naissance, il se divise en trois ou quatre segments dont chacun contient une spore. Une fois détachées du bâtonnet, celles-ci deviennent invisibles, parce qu'aucune matière colorante connue ne peut les déceler.

Les bacilles de la tuberculose ne se développent que dans le corps de l'homme et des animaux ; mais ils peuvent vivre au dehors à l'état de spores, pour reprendre leur activité quand ils rentrent dans un milieu qui leur est favorable. A cet état de vie latente, ils ont une résistance considérable. La putréfaction, la dessiccation, ne leur ôtent rien de leur virulence, qui se conserve intacte pendant plusieurs mois. Ils peuvent, pendant ce temps, supporter de hautes températures, et c'est à peine si l'ébullition les détruit. Le professeur Sormain, de l'université de Pavie, a constaté que le fait qui renferme des bacilles peut encore communiquer la tuberculose à des cobayes, après avoir été porté jusqu'à la température de 100 degrés. Pour lui faire perdre cette propriété, il faut le faire bouillir pendant quelques instants. Toutefois, il est admis dans la pratique qu'une température de 100 degrés suffit pour le détruire. Les bacilles, avons-nous dit, reprennent toute leur activité lorsqu'ils se retrouvent dans leur milieu normal, c'est-à-dire dans le corps de l'homme et des animaux. Par quelque voie qu'ils y pénètrent, ils se cantonnent dans le point où ils ont été déposés et y évoluent d'abord avec une extrême lenteur. Il faut, dit le docteur Koch, autant de jours aux spores de la tuberculose pour arriver au degré de développement qui les rend infectieuses, qu'il faut d'heures à celles du charbon pour atteindre le même résultat. L'évolution se fait d'abord sur place, et la lésion qu'elle occasionne est primitivement locale ; puis, lorsque la pullulation est en pleine activité, le bacille s'étend de proche en proche et finit par envahir un espace considérable si le terrain s'y prête. Des colonies se forment alors et vont au loin propager la maladie en suivant la voie des lymphatiques et des vaisseaux sanguins.

Les organes qui sont envahis les premiers sont ceux qui sont en rapport le plus immédiat avec le point par lequel l'introduction s'est faite, ou qui ont avec elle les connexions vasculaires les plus étroites. C'est ainsi que les ganglions, que les glandes à circulation compliquée, comme le rein, le foie, la rate, constituent les foyers de prédilection de cet élément parasitaire. Si l'organe primitivement envahi constitue un terrain de culture de premier ordre, s'il suffit à la pullulation des microbes, le reste de l'économie demeure parfois indemne. C'est ce qui arrive lorsque la maladie débute par le poumon. Il n'est pas rare de voir des phtisiques qui n'ont de tubercules que dans la poitrine ; en revanche, ceux qui en ont ailleurs en présentent presque toujours là.

Lorsque l'économie est infectée, que les bacilles ont parcouru les phases de leur évolution, ils sont rejetés avec les excrétions et repassent à l'état latent, en attendant qu'ils trouvent une occasion pour évoluer de nouveau, c'est-à-dire jusqu'au moment où ils rentrent dans un organisme favorable à leur développement. Ils peuvent y pénétrer par toutes les voies. La plus sûre et la plus prompte est celle que la science leur a ouverte ; c'est l'inoculation avec des cultures pures, qu'elle se fasse sous la peau, dans les veines ou dans les cavités séreuses. On peut de cette façon transmettre la tuberculose aux animaux avec une certitude de résultats qui n'appartient qu'à la méthode expérimentale. On peut la transporter d'une espèce sur l'autre, mais toutes ne sont pas également susceptibles de la contracter. Les bovidés sont les animaux qui s'y montrent le plus accessibles. La pommelière (c'est la phtisie de l'espèce bovine) est très fréquente chez les vaches, surtout sur celles qu'on élève dans les villes à l'état de stabulation permanente. Les bœufs y sont moins sujets, parce qu'ils vivent moins renfermés. D'après les recherches faites par M. Villain, en 1884, le nombre des bovidés atteints de tuberculose est de 26 pour 1,000 en Allemagne et de 6 pour 1,000 seulement parmi ceux qu'on amène aux abattoirs de Paris.

Les lapins et les cobayes se tuberculisent également avec une extrême facilité, et cette faculté, jointe à leur petite taille, les rend précieux pour les expériences. Les moutons, les chèvres et les chiens sont beaucoup plus réfractaires. Le cheval a longtemps passé pour jouir de la même immunité ; mais on a reconnu qu'il pouvait être atteint de tuberculose, même en dehors de l'expérimentation. Cette maladie n'est pas la propriété exclusive des mammifères. On l'observe également, et elle est également transmissible chez les gallinacés. On cite nombre d'exemples de poulaillers qui ont été infectés par des phtisiques commis à leur garde. Ces données expérimentales vont nous permettre d'expliquer comment la phtisie peut se transmettre chez l'homme.

Section II

L'inoculation, n'étant qu'une méthode expérimentale, n'a rien à revoir avec l'espèce humaine ; cependant les médecins, les vétérinaires, les physiologistes, tous ceux qui se livrent à des recherches sur la tuberculose, se blessent souvent dans le cours de leurs travaux et sont exposés à contracter ainsi la maladie. Laënnec paraît avoir été victime de cet accident. La constatation rigoureuse du fait est maintenant impossible ; mais on sait qu'après s'être blessé en faisant l'autopsie d'un phtisique, il a été atteint, au point lésé, d'un tubercule anatomique, et personne n'ignore qu'il est mort poitrinaire. Le professeur Verneuil a rendu compte, à l'Académie de médecine, d'un cas de tuberculose développé chez un de ses élèves à la suite d'une blessure d'amphithéâtre. Depuis cette époque, on en a publié d'autres. Ces faits sont extrêmement rares. Ils suffisent pour prouver que l'homme subit la loi commune ; mais ils constituent une quantité négligeable dans la pratique.

Dans l'espèce humaine, c'est par la voie respiratoire que le bacille pénètre presque toujours dans l'organisme, et c'est sous la forme de poussière, contenant les produits desséchés de l'expectoration. Ces derniers, projetés par les malades sur leurs draps et leurs couvertures, sur les parquets, sur les tapis, s'y dessèchent, forment des croûtes qui se désagrègent et se mêlent aux poussières des appartements. Celles-ci sont mises en mouvement par les personnes qui passent et surtout par le balayage ; elles se fixent sur les tentures, les rideaux, sur toutes les étoffes dont la mode a surchargé nos appartements et qui deviennent autant de réceptacles de bacilles. Les domestiques les secouent avec les tapis et les répandent dans l'atmosphère extérieure.

On peut respirer partout ces poussières contaminées, mais plus particulièrement dans les lieux clos où séjournent des phtisiques. De là, le danger de vivre dans un contact continuel avec ces malades, de là, le péril plus grand de la cohabitation conjugale. Ce ne sont pas là des craintes hypothétiques. Des expériences faites suites animaux ont maintes fois démontré qu'ils devenaient tuberculeux, quand on leur faisait respirer cette poussière remplie de bacilles.

L'haleine des phtisiques n'est pas dangereuse. L'air qui s'échappe de leur poitrine est toujours exempt de microbes. Les expériences le prouvent d'une manière positive ; mais, s'il survient une quinte de toux, il peut s'échapper, des foyers tuberculeux, des particules très fines qui, projetées au dehors avec l'air violemment expulsé, peuvent être inspirées par les personnes qui se trouvent devant les malades.

La contagion par les voies digestives est beaucoup moins fréquente, mais elle est possible. M. Chauveau a rendu tuberculeux des animaux de l'espèce bovine, en leur faisant ingérer, avec leurs aliments, des parcelles d'organes contenant des bacilles. On y parvient également, quoique avec difficulté, dans d'autres espèces ; mais celles-là n'offrent pas pour nous le même intérêt que les bovidés dont le fait et la chair tiennent une si large place dans notre alimentation. On peut enfin contracter la tuberculose en buvant de l'eau souillée par des infiltrations provenant de fosses d'aisances, car les déjections alvines des tuberculeux arrivés à la période de consomption renferment de nombreux bacilles.

Il ne faut pas conclure de ce qui précède que la phtisie est contagieuse comme les maladies éruptives. Il faut même se tenir en garde contre la tendance à l'exagération, qu'ont fait naître les découvertes récentes. Toutes les fois qu'un fait scientifique est mis en lumière pour la première fois, on est disposé à lui attribuer plus d'importance qu'il n'en mérite. Après avoir nié la contagion pendant des siècles, les médecins sont enclins aujourd'hui à la voir à peu près partout. Il faut prendre un terme moyen et ramener les choses à leur juste valeur.

Les faits de contamination entre époux, les premiers qui aient appelé l'attention, sont aussi les plus fréquents et les plus incontestés. Tantôt c'est un mari tuberculeux qui épouse successivement plusieurs femmes saines et qui les voit mourir de phtisie, les unes après les autres, avant de succomber à son tour ; tantôt c'est un poitrinaire qui contamine sa femme et succombe ; celle-ci se remarie et communique la tuberculose à son second époux qui, devenu veuf, la transmet à sa seconde femme. Dans d'autres cas, il s'agit de familles jusqu'alors indemnes, au milieu desquelles est venu s'implanter un tuberculeux et qui, à partir de ce moment, ont été la proie de la maladie. On a également constaté la transmission des parents aux enfants et réciproquement, entre parents éloignés et même parmi des étrangers rapprochés par les circonstances.

Il faut faire, dans tout cela, la part des coïncidences, des influences identiques provenant d'un même milieu, celle de la communauté d'origine et de l'hérédité, cette transmission d'un ordre spécial aussi incontestable qu'inexpliquée. Tous les médecins la reconnaissent, mais tous ne lui font pas la même part. Les appréciations varient dans des proportions considérables ; elles vont de 11 à 80 pour 100. La statistique la plus récente, celle qui présente le plus de garanties, a été produite par Leudet. En réunissant ses observations à celles de son père, il a pu suivre l'évolution de la phtisie dans 214 familles et, dans 108 cas, il a constaté la provenance héréditaire, ce qui donne la proportion de 50 pour 100.

Tout cela laisse, il faut bien le dire, un grand vague dans l'esprit ; mais c'est bien pis encore quand il s'agit de la fréquence de la contagion et des évaluations auxquelles elle a donné lieu. C'est qu'en réalité, de pareilles questions ne peuvent pas être tranchées par la statistique. Chacun les résout à sa manière et suivant le cours de ses idées. Les vieux médecins, en faisant appel aux souvenirs de leur longue carrière, y retrouvent à peine deux ou trois faits qu'ils croient pouvoir rapporter à la contagion ; mais il est vraisemblable qu'ils ont passé à côté d'un certain nombre d'autres sans les reconnaître. Il est bien difficile de déterminer, avec certitude, le point de départ d'une maladie aussi lente dans son évolution ; le moment où la contamination a lieu peut facilement échapper, et l'on se trouve conduit à mettre sur le compte des causes banales, des cas de tuberculose qu'on aurait rapportés à la contagion, si l'on avait eu l'attention éveillée sur ce point, et si l'on s'était livré à une investigation rétrospective plus sévère.

En revanche, depuis que les doctrines ont changé, on a produit un si grand nombre de faits de transmission, que ce serait à croire que la phtisie a changé de nature, s'il n'était pas évident qu'on met aujourd'hui autant de complaisance à admettre la contagion qu'on mettait autrefois d'obstination à la nier.

Dans certaines statistiques, on évalue le nombre des tuberculoses de cette provenance à la moitié des cas observés. L'exagération est évidente ; mais n'y en eût-il que le dixième, que ce serait encore un fait considérable et rassurant tout à la fois, puisque la transmissibilité est le seul côté par lequel nous ayons prise sur la maladie, et notre seule chance d'enrayer un jour ses progrès. En voyant la prodigalité avec laquelle la tuberculose répand partout ses bacilles, on se demande comment il se fait que le genre humain tout entier ne soit pas devenu leur proie. Cela tient à ce qu'il faut, pour leur propagation, un ensemble de conditions dont la réunion n'est heureusement pas facile. Pour allumer un incendie, il ne suffit pas d'une étincelle, il faut encore un amas de matières combustibles ; pour produire une maladie contagieuse, il ne suffit pas d'un germe, il faut encore un organisme disposé à le recevoir et à le féconder.

Lorsque la misère, les maladies antérieures, les privations ou les chagrins, les fatigues ou les veilles ont affaibli l'organisme, le terrain est tout prêt pour la maladie. Lorsqu'un grand nombre d'individus sont réunis dans l'atmosphère confinée d'une habitation trop étroite, s'il s'en trouve qui aient des dispositions constitutionnelles ou héréditaires à contracter la tuberculose, il suffit de quelques germes répandus dans l'atmosphère, pour la faire éclater. — C'est ce qui explique les ravages qu'elle fait souvent dans les prisons, les pensionnats, les casernes, où elle prend parfois les allures d'une épidémie ; c'est ce qui explique l'influence de l'âge, du sexe, du genre de vie, et de toutes les causes qui, pour se rencontrer au seuil de toutes les maladies, n'en ont pas moins une part considérable dans la production de celle-ci.

J'ai parlé tout à l'heure des affections antérieures qui préparent le terrain pour la tuberculose ; ce ne sont pas seulement celles qui affaiblissent l'organisme et diminuent sa force de résistance, ce sont surtout les maladies inflammatoires des organes de la respiration. Tous les médecins savent combien on voit éclore de tuberculoses pulmonaires, après la rougeole, la grippe et les bronchites répétées. L'opinion des gens du monde, qui considèrent la phtisie comme un rhume négligé, renferme une parcelle de vérité comme toutes les croyances populaires, et les travaux modernes en ont donné l'explication.

Pour produire la tuberculose, il ne suffit pas que les bacilles arrivent dans les voies respiratoires, il faut qu'ils puissent s'y implanter. Lorsque les bronches et les cellules pulmonaires sont en bon état, que le revêtement qui les protège est intact, ils ne trouvent pas de place convenable pour se greffer et, comme leur développement est très lent, ils sont chassés par les mouvements des cils vibratiles ou entraînés par les mucosités. S'il existe, au contraire, une bronchite intense, si le revêtement épithélial est détruit ou altéré par places, si les mucosités sont adhérentes, les bacilles trouvent là une porte toute ouverte, un milieu tout préparé ; ils s'y cantonnent et commencent cette évolution lente qui leur est propre et qui ne se traduit que longtemps après par des phénomènes caractéristiques. De même, les individus vigoureux, à respiration large et puissante, qui vivent au grand air et se nourrissent bien, ne constituent pas un terrain favorable aux microbes et triomphent facilement de ceux de la tuberculose, même alors qu'ils en sont imprégnés. C'est ce qui explique le grand nombre de médecins, de religieuses, d'infirmiers, de garde-malades, qui vivent au milieu des phtisiques sans le devenir, et le nombre encore plus grand de familles dans lesquelles un cas de phtisie naît et meurt isolé.

Il faut donc, tout en reconnaissant la possibilité de la contagion, ne pas lui accorder plus d'importance qu'elle n'en mérite. Sur ce point, comme en tout ce qui touche aux maladies, l'opinion publique va toujours au-delà de celle des médecins. Dans les familles timorées où le souci de la santé devient une préoccupation de tous les instants, et le nombre en est plus grand qu'on ne pense, on en arrive à se demander si les rhumes eux-mêmes ne sont pas contagieux et s'il est bien prudent de rendre visite aux gens qu'une bronchite retient à la chambre ou au lit. On s'éloigne, dans les réunions publiques, des personnes qui toussent, on regarde d'un œil défiant les pauvres jeunes gens un peu maigres, les jeunes filles qui présentent, à l'époque de la puberté, quelques phénomènes suspects du côté de la poitrine et on les évite comme s'ils avaient la peste. On voit aujourd'hui des mères qui n'osent plus embrasser leur enfant malade, qui craignent de séjourner dans sa chambre, et qui en éloignent ses frères et ses sœurs.

On accuse les médecins d'avoir produit cet affolement, en répandant leurs idées contagionnistes dans les familles. Ce reproche est souverainement injuste. Est-ce leur faute, si le public est toujours à l'affût de ce qu'ils disent entre eux, dans leurs réunions professionnelles ? Est-ce leur faute si, pour satisfaire cette imprudente curiosité, les journaux politiques reproduisent, en les travestissant à leur façon, les comptes-rendus des académies et des sociétés savantes ? Les médecins ne peuvent pas empêcher l'invasion des gens du monde dans le domaine de leur profession. Ils ne s'entourent plus de mystère, parce qu'ils n'ont rien à cacher. En devenant positive, la médecine s'est rapprochée des sciences exactes ; elle est devenue accessible à toutes les personnes dont l'esprit est cultivé. Les notions d'hygiène et même de pathologie sont devenues monnaie courante et tout le monde se croit le droit de s'en occuper ; or, comme le désir de se bien porter et surtout la crainte de mourir vont croissant avec le bien-être que procure la civilisation, tout ce qui touche à la santé intéresse au plus haut point l'opinion ; les questions jadis réservées aux hommes spéciaux sont tombées dans le domaine public ; elles défraient aujourd'hui les conversations, alimentent la presse périodique, la littérature et même le théâtre.

Les médecins n'ont pas créé ce courant, mais ils sont tenus de le diriger. C'est à eux qu'il appartient de renseigner les familles et de les mettre en garde contre les exagérations. En ce qui a trait à la tuberculose, ils doivent leur rappeler que les faits de contagion sont rares, qu'on peut vivre pendant de longues années avec des phtisiques sans le devenir, que les personnes attachées au service des établissements spécialement réservés à la tuberculose ne deviennent pas plus souvent poitrinaires que celles qui vivent dans les autres hôpitaux.[1]

1 A l'hospice de Brompton, où 15,262 phtisiques ont été traités pendant un laps de vingt ans, il n'y a pas eu un seul cas de contagion parmi les personnes attachées à l'établissement. En trente-six ans, de 1846 à 1882, il ne s'est produit, parmi les infirmiers et les infirmières, qu'un seul décès par phtisie qu'on ait pu attribuer au séjour

Il faut qu'on sache bien encore que les phtisiques ne sont dangereux qu'une fois parvenus à la période de ramollissement des tubercules ; que ce n'est pas au moment où les produits de leur expectoration sont émis qu'il faut s'en défier, mais seulement lorsqu'ils sont desséchés et mêlés aux poussières des appartements ; que les vêtements, les objets de literie qui ont servi à ces malades, que la chambre qu'ils ont habitée sont plus à craindre que leurs personnes et qu'il y a plus de danger à coucher dans une pièce qu'un poitrinaire vient de quitter, qu'à causer avec lui pendant de longues heures.

Il est bon de prémunir contre ce péril spécial les familles nomades qui promènent leur existence à travers l'Europe et qui fréquentent, pendant l'hiver, les villes d'eaux et les stations thermales où l'on envoie les tuberculeux. On cite des cas de phtisie survenue, chez de jeunes sujets, pour avoir occupé, dans un hôtel, une chambre dans laquelle venait de mourir un poitrinaire et qui n'avait pas été désinfectée.

C'est encore aux médecins qu'il appartient d'indiquer aux familles des malades les précautions qu'il est raisonnable de prendre et le moment où il convient d'y recourir. A maintes reprises, des congrès, des sociétés savantes ont rédigé des instructions détaillées à l'usage des familles ; mais bien des gens se sont demandé s'il n'y avait pas plus d'inconvénients que d'avantages à répandre de pareilles informations dans un public dont la majorité ne peut ni les comprendre, ni en tirer parti. Le public se compose, en effet, d'une foule qui ne s'en soucie guère, par ignorance d'abord, et ensuite parce que sa pauvreté ne lui permettrait pas d'en tenir compte. Le reste, la minorité intelligente et aisée, a toujours un médecin sur lequel elle se repose du soin de sa santé, et fait mieux de s'en rapporter à lui qu'au texte judaïque d'instructions inflexibles comme des articles de loi.

Je me garderai donc bien d'en formuler à mon tour, et je vais me borner à indiquer les résultats généraux auxquels l'expérience a conduit pour la prophylaxie de la tuberculose.

---

de l'hôpital. (*Bulletin de l'Académie de médecine*, 1889, t. XXI, p. 536.)

Section III

Ainsi que je l'ai déjà fait pressentir, il faut surtout se défier des produits de l'expectoration. A cet égard, tout le monde est d'accord. On doit éviter de les projeter sur les planchers et sur les murs. Cette recommandation, est-il besoin de le dire ? ne s'adresse pas aux gens bien élevés, qui n'ont pas cette habitude sordide. Il est à craindre que les autres n'en tiennent pas compte ; cependant, il est bon que tout le monde sache que le péril est là. Cette notion se répandra, et l'habitude répugnante de cracher par terre se perdra peu à peu, même dans les classes inférieures, lorsqu'elles en connaîtront les inconvénients.

Le docteur Armaingaud a trouvé le moyen de concilier le devoir de préserver les gens bien portants du danger de l'expectoration tuberculeuse avec le sentiment de compassion qui porte à cacher aux phtisiques la nature de leur mal. Ce moyen consiste à ne pas faire de ces derniers l'objet d'une exception, en étendant l'interdiction à toutes les personnes atteintes d'affections des voies respiratoires, avec expectoration abondante. Il n'y a qu'avantage pour tout le monde à ce que ces malades ne continuent pas à nous faire subir les désagréables conséquences de leur voisinage et le dégoût de leurs produits.

Dans toutes les habitations collectives et dans la plupart des édifices publics, on trouve aujourd'hui des crachoirs placés de distance en distance ; mais ils sont, en général, remplis de sable ou de sciure de bois, à la surface desquels les produits de l'expectoration se dessèchent. On évite cet inconvénient, en substituant à ces poudres une petite quantité d'eau versée dans les récipients, qui doivent être, chaque jour, soigneusement désinfectés. Quant aux mouchoirs de poche des phtisiques, il faut les plonger dans l'eau bouillante quand ils cessent de s'en servir, ou tout au moins les mettre à part, dans une boîte fermée, et les envoyer à la lessive sans passer par l'essange.

L'utilité de ces petits soins est admise par tout le monde ; mais l'accord n'est pas aussi complet en ce qui concerne les malades. Les intransigeants de l'hygiène voudraient qu'on les isolât comme des pestiférés. Il serait aussi humain et bien plus logique de procéder à leur abatage en masse, comme on le fait pour les troupeaux atteints de peste bovine ; mais cette mesure n'aurait pas de chances de se faire accepter. L'isolement n'est guère plus pratique. La phtisie est une maladie à évolution très lente. Elle sévit surtout dans les classes pauvres, dans les villes malsaines, dans les quartiers où grouille une population misérable, dans les logements encombrés, dans les bouges où la même pièce abrite toute une famille. Comment songer à l'isolement dans de pareilles conditions ?

On ne pourrait pas non plus tourner la difficulté en créant pour eux des établissements spéciaux, car on peut estimer qu'il y a en France de 500,000 à 600,000 tuberculeux, dont les trois quarts ne sont pas en position d'être isolés dans leurs familles. Il faudrait donc, pour les recevoir, créer environ 150,000 lits d'hôpital, ce qui reviendrait à près d'un milliard, même en y mettant la plus stricte économie. Dans les familles riches elles-mêmes, l'isolement rencontrerait de grandes difficultés, et puis, quelle barbarie !

Tout ce qu'il est raisonnable de faire consiste, lorsqu'on le peut, à ne laisser coucher personne dans la chambre d'un tuberculeux, quand il est arrivé à la période de l'expectoration abondante, à moins que son état ne réclame des soins constants. Dans ce cas, on ne peut pas plus songer à le laisser seul qu'on n'a l'idée d'abandonner les varioleux, les cholériques et les pestiférés, dont le voisinage est cent fois plus dangereux.

Comme la transmission de la phtisie est surtout à craindre dans les habitations collectives, il est bon de ne pas laisser les tuberculeux arrivés à la période critique coucher dans le dortoir de leurs camarades et de leur réserver une petite pièce à part dans les infirmeries. Comme leurs accès de toux empêchent leurs voisins de dormir, on peut prendre ce prétexte pour les isoler, sans éveiller leurs inquiétudes.

Il est prudent de faire désinfecter la chambre dans laquelle est mort un phtisique, de lessiver le linge qui lui a servi et de faire passer ses vêtements à l'étuve avant de les laisser mettre à quelqu'un. Quant aux mesures qu'on a proposées pour les chambres d'hôtel, dans les villes d'eaux et les stations thermales, elles ne sont pas pratiques. Personne, à moins d'être hanté par le fantôme de la tuberculose, ne consentirait à habiter une pièce blanchie à la chaux, sans rideaux, sans tapis, et ressemblant à une cellule de couvent.

Il ne faut conseiller que des choses raisonnables et pratiques, si l'on veut être écouté. Cette circonspection est surtout indispensable quand il s'agit du mariage des phtisiques. C'est le point le plus délicat de l'histoire de la tuberculose. On ne peut pas leur interdire le mariage par voie légale, comme l'ont proposé les radicaux de l'hygiène. En dehors de la question de principe et d'équité, ce serait les rejeter dans le concubinage et augmenter encore les chances de mort de leur lignée, car la mortalité des enfants illégitimes est bien plus grande que celle des autres. La seule chose qui soit rationnelle et possible, c'est d'éclairer les familles sur les dangers de ces unions, au point de vue de l'hérédité et de la contagion.

J'ai toujours été surpris de l'imprévoyance avec laquelle on traite la question de santé lorsqu'il s'agit de mariages. Elle ne passe qu'après toutes les autres. C'est à peine si l'on prend à ce sujet quelques informations, dont on néglige même souvent de tenir compte, et cependant quelle triste destinée que celle des jeunes ménages au foyer desquels la tuberculose vient s'asseoir, où l'un des conjoints est destiné à passer ses plus belles années près d'un malade qui s'éteint lentement, avec la perspective de voir ses enfants succomber de même, sans compter la crainte personnelle de devenir phtisique à son tour ! C'est au médecin à prémunir les familles contre un pareil danger ; mais, de toutes les missions qu'il est appelé à remplir dans le cours de sa difficile carrière, c'est la plus délicate, celle qui demande le plus de tact, de circonspection et de prudence.

La question de l'alimentation a beaucoup moins d'importance que celles que j'ai traitées jusqu'ici. Beaucoup de médecins pensent même que les chances de contracter la tuberculose par cette voie sont trop faibles pour justifier les mesures qu'il est question de leur opposer. Il y a toutefois une différence à faire entre le fait et la viande. Le fait est considéré par la plupart des hygiénistes comme étant suspect au plus haut point. Le fait a donné lieu à de longues discussions dans le détail desquelles il m'est impossible d'entrer, mais qui peuvent se résumer par cet arrêt du congrès de la tuberculose, qui a été sanctionné par l'Académie de médecine : « Le fait de vache ne doit être consommé que bouilli. » Des recherches récentes ont prouvé du reste que, si l'ébullition lui fait perdre quelques-unes de ses qualités nutritives, elle en rend la digestion plus facile. Le fait cru se prend en masse en arrivant dans l'estomac, tandis que le fait bouilli donne naissance à un *coagulum* composé d'une foule de grumeaux plus facilement accessibles à l'action du suc gastrique.

En ce qui concerne la viande, les avis sont partagés. Il est extrêmement rare que les muscles renferment des bacilles. Il paraît cependant qu'on en a rencontré quelquefois dans les ganglions intermusculaires ; or, la viande de bœuf se mange saignante, et, pour atteindre ce degré de cuisson, elle n'a pas besoin d'être élevée à la température de 100 degrés nécessaire pour tuer les microbes. D'après les recherches du docteur Vallin, le bœuf rôti qu'on sert sur nos tables n'a jamais dépassé 60 degrés dans ses parties centrales, et est parfois resté à 48 degrés.

D'un autre côté, la viande crue entre comme élément dans le traitement d'un certain nombre de maladies. Il est donc impossible d'affirmer qu'on ne peut pas contracter la tuberculose de cette façon ; mais ces chances sont trop hypothétiques pour qu'il soit nécessaire de condamner les gens à ne manger le bœuf que bouilli, ou rôti jusqu'à ce que la température du centre ait atteint 100 degrés, ce qui suppose la carbonisation des parties superficielles et équivaut à une proscription. Tout ce qu'on peut faire, à mon avis, c'est d'insister sur la surveillance de la viande de boucherie, dans les abattoirs, les halles et les marchés. Jusqu'ici, on s'est borné à rejeter celle des animaux amaigris, épuisés par la tuberculose ; mais on livre à la consommation les chairs de belle apparence, alors même que les viscères sont farcis de tubercules. Il faudrait renoncer à cette tolérance excessive. Les congrès d'hygiène et de médecine vétérinaire se sont efforcés de fixer le degré d'altération au-delà duquel les viandes doivent être rejetées de la consommation. Ils se sont montrés de plus en plus sévères ; mais, cependant, ils n'ont pas osé pousser les choses jusqu'à proscrire d'une manière absolue la chair des animaux dont les viscères présentent quelques noyaux tuberculeux, lorsqu'elle en est elle-même exempte et qu'elle paraît de bonne qualité.

La pommelière est si répandue dans l'espèce bovine qu'il serait excessif, pour un danger qui n'est encore qu'à l'état de supposition, de soustraire des quantités considérables de viande à l'alimentation des classes pauvres qui sont loin d'en consommer assez. Il serait possible, ce me semble, de concilier ces deux intérêts en faisant bouillir à l'abattoir même les viandes suspectes. On en serait quitte pour les livrer ensuite à des prix inférieurs, en indemnisant leurs propriétaires. Quant aux malades auxquels les médecins prescrivent le régime de la viande crue, ils peuvent éviter les chances très faibles de contamination que peut leur faire courir celle du bœuf, en la remplaçant par la chair du mouton chez lequel la tuberculose est extrêmement rare.

En Italie, le règlement du 3 août 1890 sur la police des abattoirs autorise également la mise en vente des animaux qui n'ont de tubercules que dans un seul viscère, lorsque les muscles et les ganglions en sont exempts ; mais ces viandes sont vendues dans des locaux particuliers. Un écriteau indique qu'elles ne doivent être consommées que très cuites, et, comme toutes les viandes de qualité inférieure, elles doivent être timbrées, au fer rouge, des lettrès C. B. M. (*carne bassa macelleria*). Ces avertissements valent sans doute mieux que rien ; mais ils sont loin de présenter autant de garanties que l'ébullition avant la vente dont j'ai parlé plus haut.

Je me suis arrêté bien longtemps sur ces mesures de prévoyance ; je crains même d'être tombé dans le travers que je m'étais promis d'éviter, en donnant des conseils qui ressemblent un peu aux instructions contre lesquelles je me suis élevé. Je ferai observer, toutefois, qu'ils n'en ont ni le dogmatisme, ni le caractère absolu, et j'ajouterai qu'il n'est pas possible de rester dans le vague quand il s'agit de questions de cette importance. Quelque désir qu'on ait de ne pas légiférer, il faut être précis et affirmatif, car toute la question de la tuberculose réside dans sa prophylaxie.

Elle a cela de commun avec toutes les autres maladies qui sont susceptibles de se transmettre. Il est plus facile d'empêcher cent personnes de les contracter que d'en guérir une seule lorsque le mal est déclaré et cela est surtout vrai de la phtisie, la plus inexorable de toutes. On estime, ai-je dit, à 150,000 le nombre des décès qu'elle cause chaque année en France. C'est un chiffre approximatif, puisque nous n'avons pas de statistique mortuaire embrassant tout le pays ; mais il n'est certainement pas exagéré. En admettant que l'ensemble des mesures proposées ne la diminue que d'un vingtième et ce n'est pas se montrer exigeant, cela ferait 7,500 décès de moins par année ; mais ce n'est pas tout. En préservant un sujet de la phtisie, ce n'est pas une existence qu'on sauve, c'est toute une lignée, car nous savons à quel point elle est héréditaire et chacun connaît la désespérante fécondité de ce genre de malades. Toutes ces familles arrachées à la tuberculose, se développant, saines et vigoureuses de génération en génération, devront, au bout d'un certain nombre d'années, modifier profondément la constitution de notre race et c'est là ce qui soutient, encourage et passionne la jeunesse médicale de notre époque.

Section IV

La tuberculose est-elle curable ? Telle est la question qui s'agite depuis qu'on s'occupe de cette maladie et sur laquelle les découvertes contemporaines ont projeté un jour tout nouveau. Il est bien entendu que je parle de la tuberculose viscérale et plus particulièrement de celle des poumons qui fait à elle seule dix fois plus de victimes que toutes les autres réunies. Quant aux manifestations qui ont leur siège dans les ganglions, les articulations ou les os, le fait n'est pas douteux. La guérison est la règle, avec ou sans infirmités consécutives.

Il est incontestable que la phtisie elle-même s'arrête parfois dans sa marche et que la thérapeutique l'y aide. Il n'existe pour cela ni spécifiques ni panacée. C'est un ensemble de soins dans lesquels l'hygiène a la plus large part et qui doivent varier suivant le sujet et les circonstances.

Je n'ai pas l'intention de passer en revue l'interminable série de remèdes qui sont venus tour à tour confesser leur impuissance dans le traitement de cette terrible maladie. Leur énumération seule dépasserait les bornes de cet article et il n'y a véritablement aucun intérêt à raconter toutes ces déceptions. Ce sont, comme je l'ai dit, les moyens empruntés à l'hygiène qui ont encore produit le moins de mécomptes.

Dans une maladie aussi longue et qui conduit à l'épuisement le plus radical, l'indication qui prime toutes les autres consiste à soutenir les forces, pour permettre à l'organisme d'aller jusqu'au bout. Dans ce dessein, on a fait appel à tous les genres de régime : à la diète lactée exclusive, au fait additionné de sel marin, à ses dérivés, le koumis et le kefir, aux corps gras et en particulier à l'huile de foie de morue. On a nourri les tuberculeux avec de la viande crue et de l'alcool, on les a soumis à une alimentation exagérée, en les faisant manger comme des cuirassiers. On est allé jusqu'à les gaver en leur introduisant une sonde dans l'estomac. Dans des cas d'inappétence absolue, de vomissements incessants, le médecin qui a imaginé ce traitement est arrivé peu à peu à faire prendre de cette manière à quelques-uns d'entre eux, dans la même journée, 3 litres de lait, 600 grammes de viande hachée, 12 œufs et une forte quantité de farine de lentilles. Les malheureux supportaient tout cela, et, chose plus admirable encore, leur estomac y mettait la même complaisance.

De pareilles excentricités s'expliquent par l'insuccès de tous les traitements rationnels ; mais, en dehors de ces exagérations, il est certain qu'une alimentation réparatrice et bien comprise est un élément qu'il ne faut pas négliger ; toutefois, dans les maladies des organes respiratoires, l'air qui pénètre dans la poitrine à chaque inspiration a plus d'importance que les aliments ; les vicissitudes atmosphériques sont plus à craindre que les écarts de régime. C'est pour cela qu'on a cherché de tout temps un climat qui convînt aux phtisiques, sans être encore parvenu à découvrir un point du globe où la tuberculose pût définitivement s'arrêter. On les a promenés de l'équateur jusqu'au voisinage des régions polaires, du bord de la mer au sommet des montagnes ; on les a fait vivre dans des étables, on les a exposés au grand air, nuit et jour, hiver comme été, et ils sont morts sous les tropiques comme dans l'Engadine, et ils continuent à mourir à Falkenstein comme au Canigou.

Hâtons-nous de dire toutefois que la question du séjour n'est pas indifférente pour eux. Les climats extrêmes leur sont contraires ; les régions équatoriales sont aussi funestes pour eux que les contrées froides et humides du Nord de l'Europe ; les meilleures conditions dans lesquelles on puisse les placer se trouvent réalisées dans certaines localités situées à la limite de la zone des climats chauds et de celle des climats tempérés, sur le bord de la mer et à l'abri des vents froids. Les malades trouvent, dans ces refuges maritimes, un air pur, exempt de poussières suspectes, riche en ozone, la grande lumière et le soleil vivifiant du Midi. Ils peuvent vivre au dehors, pendant une partie de la journée, faire un peu d'exercice et prendre quelques distractions. On les voit promener sur le sable des plages, leur faiblesse, leur maigreur et leurs illusions, car les phtisiques sont, de tous les malades, ceux qui conservent le plus longtemps l'espérance et qui se cramponnent à la vie avec le plus d'acharnement. C'est pour cela qu'ils acceptent avec tant d'entrain et de courage tous les traitements qu'on leur propose, quelque rigoureux qu'ils soient, et c'est également pour cela que les médecins, dans leur sympathie pour ces malheureux si confiants et si résolus, vont jusqu'à tenter l'impossible pour tâcher de les arracher à la mort.

Les stations qui conviennent aux poitrinaires ne sont pas nombreuses. En dehors de l'île de Madère, qui n'est fréquentée que par les Anglais, et les pays trop éloignés de l'Europe pour que nos malades puissent en profiter, les localités dans lesquelles ils trouvent un refuge appartiennent au bassin de la Méditerranée. Elles sont situées sur les côtes de la France, de l'Espagne et de l'Italie, sur celles de l'Algérie et de l'Egypte.

Les stations méridionales dont je viens de parler ne sont guère fréquentées par les malades que pendant l'hiver. Elles avaient autrefois pour complément nécessaire une saison aux eaux thermales ; mais la vogue de celles-ci a bien diminué. Il fut un temps où les eaux des Pyrénées passaient pour souveraines dans le traitement de la phtisie. Daralde avait fait aux Eaux-Bonnes une réputation qui y attirait, chaque année, des milliers de malades. Depuis sa mort, ils en ont quelque peu oublié le chemin. Les eaux de Cauterets, d'Amélie-les-Bains, celles d'Allevard sont également moins fréquentées ; on leur préfère aujourd'hui le Mont-Dore et quelques médecins envoient leurs clients à la Bourboule ; mais personne n'a plus aujourd'hui, dans ce moyen de traitement, la confiance qu'il inspirait autrefois.

La vogue des eaux minérales a cessé, comme celle des stations de la Méditerranée, le jour où les climats de montagnes sont devenus à la mode, où les médecins ont pris l'habitude d'envoyer leurs malades passer l'été et même l'hiver dans l'Engadine, à des attitudes de 1,500 à 4,800 mètres. L'air y est, dit-on, aussi pur qu'il est sec et léger ; la radiation solaire y est intense et l'éclat de la lumière incomparable. Les stations de Davos, de St Moritz, de Salmaden ont été très suivies pendant quelques années ; mais le froid rigoureux qui y règne pendant l'hiver ne convient pas à tous les malades et en a fait succomber un certain nombre. Cela a donné à réfléchir aux médecins. Ils ont pensé qu'il n'était pas nécessaire de monter si haut pour trouver de l'air pur et qu'il suffisait de choisir un site convenable à la campagne.

La pureté de l'air est en effet la condition qu'on prise avant tout, depuis que les recherches bactériologiques ont prouvé que le bacille de la tuberculose la redoute et se plaît dans l'atmosphère confinée des habitations. Ces données expérimentales ont provoqué une évolution nouvelle dans la thérapeutique de la phtisie. Autrefois, on redoutait par-dessus tout les refroidissements et les courants d'air. On faisait vivre les poitrinaires dans des chambres bien chauffées, garnies de rideaux et de tapis, portes closes et fenêtres bien fermées. Lorsqu'on les envoyait passer l'hiver dans une station méditerranéenne, c'était à la condition de ne les laisser sortir que pendant les plus belles heures de la journée. On les faisait rentrer aussitôt que le soleil déclinait à l'horizon, et les plus favorisés passaient seize ou dix-huit heures sur vingt-quatre dans leur chambre d'hôtel.

Aujourd'hui, ce qu'on redoute plus que le froid humide, plus que les vicissitudes atmosphériques, c'est l'air qui a déjà été respiré, c'est l'atmosphère non renouvelée des chambres de malades dans laquelle on croit voir fourmiller les microbes. Le rêve des médecins qui sont dans le mouvement, c'est de faire vivre les phtisiques en plein air, pendant la nuit comme pendant le jour.

Cet idéal a été réalisé pour la première fois à l'Institut de Falkenstein, situé près de Francfort-sur-le-Mein, à une altitude de 400 mètres, au milieu des bois de hêtres, de chênes et de châtaigniers. Le site n'a pas été heureusement choisi. Le climat froid et humide du Taunus ne convient guère à des poitrinaires, et cependant on y a obtenu des résultats magnifiques, si l'on en croit le médecin qui dirige l'établissement.

Le Sanatorium, exposé au midi, est entouré de halles ouvertes sur le devant, de terrasses abritées par des marquises et accessibles à tous les vents. Les malades y passent de sept à dix heures par jour, étendus sur des chaises longues, dans lesquelles ils sont chaudement emmaillotés pour ne pas se refroidir. Cette exposition se fait par tous les temps, malgré le brouillard, le vent et la neige, et par des températures qui descendent parfois à 12 degrés au-dessous de 0. La nuit, on les fait coucher dans des chambres où l'on entretient un courant d'air à l'aide de la cheminée et de la fenêtre qu'on a soin de laisser entr'ouverte. Ce traitement est complété par des repas fréquents, par le régime lacté, et l'administration de l'alcool suivant les cas. Enfin les malades qui ont encore assez de force font des promenades et se livrent à des exercices gymnastiques.

Le docteur Detweiler, qui dirige l'établissement de Falkenstein, a rendu compte au congrès de médecine de Wiesbaden, en 1887, des résultats produits par ce traitement. Ils sont admirables ; je l'ai déjà dit. Il a guéri plus ou moins complètement le quart de ses malades. Les médecins savent à quoi s'en tenir sur les succès de ce genre ; ils connaissent la part qu'il faut faire aux illusions des confrères qui préconisent une méthode nouvelle, et cependant la communication du docteur Detweiler a fait sensation au congrès de Wiesbaden. Il en a été beaucoup parlé depuis, et l'an dernier, on a fondé en France un établissement semblable. C'est le Sanatorium du Canigou, que dirige le docteur Sabourin. Il est situé dans les Pyrénées-Orientales, près du Vernet, à une altitude de 700 mètres et sous un climat beaucoup plus favorable que celui de Falkenstein, puisque le palmier, l'aloès, le laurier-rose croissent en pleine terre dans cette localité privilégiée. Inauguré au mois d'août 1890, le Sanatorium du Canigou a été ouvert aux malades le 1er novembre de la même année.

On ne s'est pas contenté de faire voyager les phtisiques et de les exposer au grand air, on a essayé de les traiter sur place par les atmosphères artificielles. On les a placés sous des cloches où l'air se comprime à l'aide de machines ; on leur a fait respirer de l'air surchauffé, de l'oxygène, des vapeurs d'acide fluorhydrique. Ce dernier moyen a même fait concevoir, pendant un moment, de grandes espérances ; puis il est tombé dans l'oubli comme les autres.

Est-ce à dire que tous les agents de la thérapeutique sont dénués de toute valeur ? Non sans doute. En les maniant avec habileté, en les faisant intervenir au moment opportun, en les combinant, suivant les circonstances, on parvient à guérir, c'est-à-dire à arrêter dans leur marche quelques phtisies au début ; on prolonge l'existence d'un grand nombre de malades ; mais nous attendons encore un traitement assez efficace pour qu'on s'en tienne à lui, sans chercher autre chose ; et puis, est-il besoin de le dire ? ces médications coûteuses ne sont accessibles qu'aux classes les plus élevées de la société ; leurs résultats sont nuls au point de vue social, et ne peuvent avoir aucune influence sur le mouvement de la population, ni sur l'avenir de la race. Espérons que la médecine trouvera des moyens d'action plus efficaces dans la voie nouvelle que les découvertes bactériologiques viennent de lui ouvrir et dont il me reste à parler.

Section V

Lorsque le docteur Koch découvrit le bacille de la tuberculose, le monde scientifique était encore dans l'enthousiasme provoqué par les derniers travaux de M. Pasteur. Il y avait un an déjà que l'illustre physiologiste avait trouvé le vaccin du charbon, qu'il l'avait fait connaître à l'Académie des sciences, et qu'il en avait démontré l'infaillibilité, devant la Société d'agriculture de Melun, en présence d'une foule de savants étrangers attirés par l'éclat de cette épreuve décisive.

La vaccination anticharbonneuse était sortie, ce jour-là, du domaine de la théorie, pour entrer dans celui de la pratique. On avait acquis la certitude que ce mode de préservation pouvait s'appliquer à d'autres maladies, et que la découverte de Jenner n'était qu'un cas particulier d'une loi générale. Les vétérinaires étaient en voie de trouver le préservatif de la péripneumonie contagieuse des bêtes à cornes, de la clavelée du mouton, du rouget du porc, etc., et M. Pasteur se livrait, dans le silence du laboratoire, à la série de recherches qui devaient le conduire à la découverte du vaccin de la rage. Le moment était bien venu pour trouver le bacille de la tuberculose, et sa révélation fit naître les plus grandes espérances. Puisque cette maladie était le produit d'un microbe, elle devenait tributaire des mêmes procédés que les autres affections contagieuses ; et la logique conduisait à chercher le moyen de détruire le parasite dans l'organisme, ou tout au moins d'en arrêter les ravages.

Les recherches commencèrent immédiatement dans tous les laboratoires et n'ont pas cessé depuis. Chaque physiologiste a suivi le cours de ses idées et a choisi sa méthode. Les élèves de M. Pasteur ont adopté celle qui a conduit leur maître à de si brillantes découvertes : MM. les docteurs Grancher et H. Martin se sont efforcés d'atténuer la virulence du bacille avant de l'inoculer, tantôt en laissant vieillir les cultures, tantôt en les soumettant à l'action de la chaleur, parfois en se bornant à les injecter à très faibles doses. Lorsqu'ils apprirent, l'an dernier, la communication faite au congrès de Berlin par le docteur Koch, au sujet de sa nouvelle découverte, ils s'empressèrent de communiquer à l'Académie des sciences le résultat de leurs travaux. Leur note se terminait par la conclusion suivante : « Nous croyons avoir réussi, d'une part, à donner aux lapins une résistance prolongée contre la tuberculose la plus rapide et la plus certaine, et d'autre part à leur conférer, contre la même maladie, une immunité dont il reste à déterminer la durée. » A la même époque, MM. Roux et Mentschikof poursuivaient, dans le laboratoire même de M. Pasteur et sous sa direction, des recherches qu'ils ne feront connaître que lorsqu'elles auront atteint le degré de maturité nécessaire.

D'autres expérimentateurs ont suivi une voie plus nouvelle. Se fondant sur l'inégalité de résistance que les différentes espèces opposent à la tuberculisation, ils ont eu l'idée de rechercher s'il ne serait pas possible de transformer la constitution des animaux qui y sont le plus accessibles, en leur infusant du sang provenant des espèces les plus réfractaires, et de leur transmettre ainsi le bénéfice de cette immunité. Le chien et la chèvre sont au nombre des animaux pour lesquels la tuberculose a le moins de prédilection, c'est à eux que les expérimentateurs se sont adressés pour faire leur emprunt.

Les docteurs Ch. Richet et J. Méricourt ont fait l'expérience sur des lapins avec du sang de chien. Ils ont d'abord essayé de l'injecter dans les veines, mais la mort a toujours été le résultat de l'opération. Ils ont alors tenté de le transfuser dans le péritoine, et ils sont parvenus à en faire tolérer de 30 à 50 grammes. En inoculant ensuite la tuberculose chez ces mêmes lapins, ils ont reconnu que la transfusion préalable avait ralenti chez eux, dans une certaine mesure, l'évolution de cette maladie.[1]

Enhardis par cette constatation, ils ont tenté l'expérience sur l'homme, en modifiant la manière d'opérer. Ils se sont servis du sérum du sang de chien, et en ont injecté un ou deux centimètres cubes par la voie hypodermique. Les opérations ont été absolument inoffensives. Elles n'ont causé ni troubles généraux, ni accidents locaux, et l'état des cinq malades soumis à l'expérience a paru s'améliorer d'une façon sensible.[2]

MM. Bertin et Picq, de Nantes, ont également commencé par opérer sur des lapins ; mais ils ont choisi le sang de chèvre, et ils affirment avoir déterminé, par cette transfusion, sur les animaux mis en expérience, un état *bactéricide* qui leur permet de résister à l'invasion des bacilles quand l'inoculation tuberculeuse a lieu en même temps que la transfusion, et d'en triompher lorsque celle-ci n'est faite que plus tard, c'est-à-dire lorsque les bacilles ont commencé leur action destructive.

Comme MM. Ch. Richet et J. Héricourt, les expérimentateurs de Nantes ont tenté des essais sur l'homme. Ils ont transfusé du sang de chèvre à des phtisiques et n'ont pas eu à le regretter. Ils disent même avoir constaté une amélioration notable chez les malades qui ont bien voulu se prêter à leurs essais.

Ces faits sont trop peu nombreux et ne sont pas assez concluants pour en tirer des conséquences, mais il faut toujours les enregistrer.

Tout cela se faisait tranquillement, dans le calme des laboratoires, avec la lenteur et la réserve qui conviennent aux recherches scientifiques, lorsqu'au mois de novembre dernier, on apprit tout à coup qu'on venait de découvrir à Berlin le secret de guérilla tuberculose. Cette bonne fortune était échue au docteur Koch, à qui la science devait déjà la découverte du bacille de cette maladie, et qui ne faisait ainsi que compléter sa conquête. Cette grande nouvelle se répandit, dans le monde entier, avec l'instantanéité des communications électriques. Les journaux politiques et la presse médicale s'en emparèrent, et pendant deux mois la *lymphe* de Koch

---

1 *De la transfusion péritonéale et de l'immunité qu'elle confère*, note de MM. J. Héricourt et Ch. Richet. (Académie des Sciences. Séance du 5 novembre 1888.)
2 Influence de la transfusion péritonéale du sang de chien sur l'évolution de la tuberculose du lapin, note de MM. J. Héricourt et Ch. Richet. (Société de biologie, séance du 2 mars 1889.)

a rempli les colonnes de toutes les feuilles périodiques, défrayé toutes les conversations et passionné l'opinion publique.

Alors a commencé l'exode des médecins, bientôt suivis par les malades. Malgré les froids de ce rude hiver, on a vu les phtisiques de tous les pays se mettre en route pour la terre promise, pour cette Allemagne que la fortune ne se lassait pas de combler de ses dons.

Cet enthousiasme n'a rien qui doive surprendre. Le professeur Robert Koch était connu depuis longtemps par ses travaux scientifiques et par sa compétence exceptionnelle dans l'étude de la tuberculose. Déjà, le 4 août 1890, à la séance solennelle du congrès international de Berlin, il avait annoncé, devant 6,000 médecins réunis pour cette cérémonie, qu'après de longues recherches, il était arrivé à trouver un remède contre la tuberculose. Dès le mois suivant, il en fit l'application sur des malades, d'abord à la clinique de Bergmann, puis à la Charité et dans tous les grands services hospitaliers de Berlin. Enfin, le 13 novembre, il fit connaître les résultats qu'il avait obtenus. Il décrivit la réaction provoquée par son traitement, chez les tuberculeux seulement, en la donnant comme un critérium certain. Il déclara avoir obtenu des guérisons rapides dans les cas récents et légers de tuberculose chirurgicale, un amendement notable dans les cas graves et une amélioration positive de la phtisie à son début. Ces résultats étaient confirmés par tous les médecins de son entourage, et notamment par Frœntzell et par Bergmann ; Billroth (de Vienne) faisait à sa clinique le plus grand éloge de la nouvelle méthode ; les médecins qui revenaient de Berlin étaient enthousiasmés ; Lister et Mackensie annonçaient des merveilles. On apprenait coup sur coup que l'empereur venait de conférer au docteur Koch la grand'croix de l'Aigle-Rouge, que la municipalité de Berlin lui avait décerné la bourgeoisie d'honneur. On parlait d'un Institut qui devait éclipser tous les établissements scientifiques du globe, d'une dotation princière offerte au savant qui avait eu le bon goût de la refuser, et tout cela nous arrivait grossi, dramatisé par les commentaires de la presse.

Comment ne pas s'associer à un mouvement aussi général ? Les savants français firent comme les autres, et acclamèrent le professeur de Berlin, avec un désintéressement dont leurs confrères d'outre-Rhin ne leur ont jamais donné l'exemple. M. Pasteur, qui avait eu avec l'auteur de nombreux démêlés scientifiques, lut le premier à envoyer ses félicitations et celles de ses collaborateurs au savant qu'il est en droit de considérer comme son élève, car les travaux auxquels le docteur Koch doit sa juste renommée ont eu pour théâtre le monde nouveau découvert par le génie de notre illustre compatriote.

Tous les médecins de France pourtant ne partageaient pas l'engouement général. Un certain nombre d'entre eux se tenaient sur la réserve. Ils attendaient la confirmation des résultats annoncés ; ils désiraient surtout connaître le remède avant de l'employer. Cette attitude circonspecte était légitimée par le mystère étrange qui entourait la nouvelle découverte et par le silence que gardait son auteur sur la nature du liquide dont il se servait. Cette discrétion, qu'on aurait pu qualifier autrement, n'était pas dans les habitudes du docteur Koch. Il avait passé jusqu'alors pour un savant correct et consciencieux. Tous ceux qui le connaissent rendent justice à sa droiture. J'ai eu l'occasion, à deux reprises, de me trouver en relations suivies avec lui, et je suis convaincu qu'il est incapable d'avoir fait les calculs qu'on lui a prêtés, et qu'il a toujours été étranger au commerce scandaleux qui s'est fait autour de lui. Il n'a fait qu'obéir à une volonté devant laquelle tout cède dans son pays. Cette volonté impatiente ne pouvait s'accommoder de la lenteur de l'expérimentation scientifique. Il s'agissait d'assurer à l'Allemagne la gloire et les bénéfices d'une grande découverte, et le savant s'inclina.

Nous ne comprenons guère en France ni un pareil ordre, ni une pareille obéissance ; mais, de l'autre côté du Rhin, on comprend et on obéit. C'est ainsi que le docteur Koch a été conduit à faire au congrès de Berlin la communication prématurée qui a causé tant d'émotion parmi les savants ; c'est sous l'influence de la même pression qu'il a transporté trop tôt ses expériences du laboratoire dans les hôpitaux, et qu'il a publié d'une manière hâtive des résultats insuffisamment observés. Enfin, c'est encore pour obéir aux ordres reçus qu'il a gardé le secret sur la nature de son remède. Le ministre de l'instruction publique l'a déclaré lui-même au Landstag prussien, en prenant la responsabilité à son compte. L'État s'est approprié le monopole de la vente sous prétexte d'empêcher les contrefaçons.

Cette façon commerciale de traiter une question scientifique n'avait pas de précédents et ne pouvait qu'indisposer l'opinion médicale contre le professeur de Berlin. Elle avait pour les médecins français un inconvénient d'un autre ordre. La loi interdit chez nous la préparation, la vente et l'emploi des remèdes secrets. Les confrères qui, dans leur zèle, expérimentaient la lymphe de Koch sur les malades des hôpitaux, avec leur consentement, ne s'en exposaient pas moins à se voir réclamer des dommages-intérêts par les familles, s'il leur advenait, dans le cours du traitement, un de ces malheurs auxquels il fallait s'attendre.

La question fut portée à la Faculté de médecine de Paris, devant le conseil des professeurs, et le doyen se chargea de faire les démarches nécessaires pour aplanir ou pour tourner la difficulté. Les circonstances lui ont épargné cette peine. Avant que la lenteur des formalités administratives lui eût permis d'entrevoir une solution, la lumière s'était faite ; l'enthousiasme avait fait place au doute, puis au découragement, et les expériences avaient cessé. Hâtons-nous de dire qu'elles n'ont pas été aussi désastreuses en France qu'en Allemagne.

L'engouement pour la découverte de Koch a été de courte durée. Au début, les expériences ont paru confirmatives. Partout, on a constaté l'effrayante énergie de cette substance pyrétogène, plus puissante que le venin des plus redoutables serpents ; partout on a constaté l'intensité parfois excessive de la réaction. On a même observé une amélioration momentanée dans quelques cas de lupus de la face ; mais, quant à la tuberculose pulmonaire, même au début, les injections n'ont jamais fait que l'aggraver et, souvent, elles ont provoqué l'apparition des phénomènes caractéristiques, chez des sujets qui ne les avaient pas présentés jusque-là.

Ce fut une première désillusion. Il n'y avait plus à songer à la guérison de la phtisie ; il fallait se rabattre sur son diagnostic et sur le traitement du lupus ; mais on reconnut bientôt que ce terrain-là n'était pas plus solide que l'autre, puis survinrent les insuccès. Les cas de mort brusque, incontestablement causés par le remède, se multiplièrent au point de rendre les expérimentateurs de plus en plus circonspects. Les médecins français, qui étaient allés à Berlin pour y étudier la question, en revinrent tout à fait désenchantés et refroidirent considérablement l'enthousiasme. Les déclarations de Virchow vinrent alors lui porter le dernier coup. Le célèbre physiologiste allemand apporta à la société de Berlin des faits écrasants pour la nouvelle méthode, avec les pièces anatomiques à l'appui. Il montra que, loin de détruire les lésions tuberculeuses, les injections de Koch en faisaient naître de nouvelles et amenaient la dispersion des bacilles dans l'organisme tout entier.

Cette révélation eut lieu le 12 janvier 1891. Faite à Berlin même par un savant dont l'Allemagne est fière, elle eut un retentissement considérable. Trois jours après, le docteur Koch y répondit par une note dans laquelle il reproduisait ses affirmations, en faisant connaître enfin la nature de son remède. Cette divulgation, trop tardive pour réhabiliter le savant, fut fatale à sa doctrine. Tant qu'il avait gardé le secret, l'imagination se plaisait à prêter à cette lymphe mystérieuse les origines les plus fantastiques. C'était un arcane pour la composition duquel la science moderne avait épuisé toutes ses ressources. Lorsqu'on apprit qu'il ne s'agissait que d'un simple *extrait glycérine de culture de bacilles*, tout ce prestige disparut. Au lieu d'avoir découvert une voie nouvelle, le savant de Berlin s'était borné, comme MM. Grancher et H. Martin, à suivre la méthode créée par M. Pasteur et maintes fois appliquée par lui.

Le secret une fois divulgué, le ministre s'empressa de déclarer qu'il renonçait au monopole. Du reste, le commerce, qui avait été si fructueux au début, ne rapportait plus de bénéfices. L'exportation des petits flacons de lymphe avait cessé sous l'influence de la réaction qui se produisait partout. Partout, les médecins, qui s'étaient au début signalés par leur enthousiasme, venaient confesser leur erreur et cessaient leurs expériences. Quelques gouvernements autoritaires défendirent même l'emploi du remède dans les hôpitaux.

Ainsi qu'il arrive toujours en pareil cas, la réaction a été proportionnelle à l'engouement qui l'avait précédée ; elle a, comme lui, dépassé le but. L'opinion publique s'est vengée de la désillusion qu'elle avait subie et s'est montrée injuste envers un savant de bonne foi qui n'a péché que par excès de condescendance et par une faiblesse trop commune chez les hommes que le courant de la popularité emporte et qui ne savent pas résister aux séductions d'une célébrité d'un moment. Jamais savant n'a été l'objet d'ovations pareilles. Robert Koch a été pendant deux mois le point de mire de tous les regards, l'objet de tous les enthousiasmes. Ce beau rêve a été suivi d'un bien douloureux réveil ; mais il reste au docteur Koch ses découvertes antérieures, la juste notoriété qui s'attache à son nom et l'avenir qui ne fait jamais défaut aux hommes de science, lorsqu'ils sont persévérants et qu'ils savent profiter des leçons qu'ils se sont attirées.

Cette aventure n'a pas découragé les travailleurs ; elle n'a fait que redoubler l'ardeur des recherches dans les laboratoires. Elle a du même coup stimulé le zèle des empiriques. La guérison de la phtisie a repris faveur dans le monde de la réclame, et les remèdes infaillibles ont surgi de tous les côtés. Cette activité malsaine passera, comme d'habitude, après avoir fait quelques dupes ; mais les recherches scientifiques poursuivront leur cours, et peut-être un jour parviendront-elles à atteindre le but. La bactériologie nous a, depuis vingt ans, ménagé de telles surprises ; elle a produit des résultats si splendides et si imprévus qu'il ne faut pas désespérer de la voir arriver, avec le temps, à résoudre le grand problème que la médecine poursuit vainement depuis qu'elle existe.

Les bacilles de la tuberculose ne doivent pas être plus rebelles que la bactéridie charbonneuse, que les microcoques de la suppuration, que le microbe encore inconnu de la rage, et pourtant on en a eu raison. Le charbon ne se montre plus dans les troupeaux, l'infection purulente a été chassée des salles de blessés, les opérés guérissent comme par miracle, et la chirurgie, confiante jusqu'à la témérité, a empiété sur le domaine de la médecine, même dans le traitement de la phtisie. La mortalité des femmes en couches est aujourd'hui presque nulle, et celle des personnes mordues par les chiens enragés et traitées à l'institut Pasteur est tombée au-dessous de 1 pour 100.

De pareils succès rendent toutes les espérances légitimes. On trouvera peut-être quelque jour le moyen d'atteindre et de détruire les bacilles de la tuberculose au sein de l'organisme. En attendant, bornons-nous à faire nos efforts pour les empêcher d'y pénétrer, en prenant les précautions qu'indique l'hygiène, sans tomber dans des exagérations qu'elle ne saurait approuver.

ISBN : 978-1721528554

«... De toutes les maladies auxquelles l'espèce humaine est exposée, la tuberculose est celle qui fait le plus de victimes. Elle est plus meurtrière à elle seule que toutes les maladies épidémiques réunies. Les fléaux les plus redoutés passent sur les peuples comme des torrents, les déciment et se retirent ensuite comme ils sont venus; la tuberculose au contraire ne laisse pas de répit aux populations et prélève sur elles, chaque année, son implacable tribut. Elle entre pour un sixième dans la mortalité du globe et pour un cinquième dans celle de Paris. Sur 506,034 décès qu'on y a enregistrés du 1er janvier 1880 au 31 décembre 1887, c'est-à-dire pendant huit ans, la tuberculose en a causé 96,581 (19 pour 100).

On estime à 150,000 le nombre des victimes qu'elle fait chaque année en France. C'est un véritable fléau social parce qu'elle s'adresse à la jeunesse. Elle prend les sujets des deux sexes, au moment où, après avoir été une charge pour la société, ils vont lui devenir utiles et lui rendre ce qu'ils lui ont coûté ; elle les fait mourir lentement, après de longues années de souffrances et d'inactivité, après qu'ils ont épuisé les ressources de leurs familles...»

Jules Rochard (1819 – 1896) est un médecin français.

The Detractor And The Glutton

THE

FEARLESS

BOY

Daniel Ndubuisi. Nnerdy